Les Grands Travaux

d'Assainissement en France

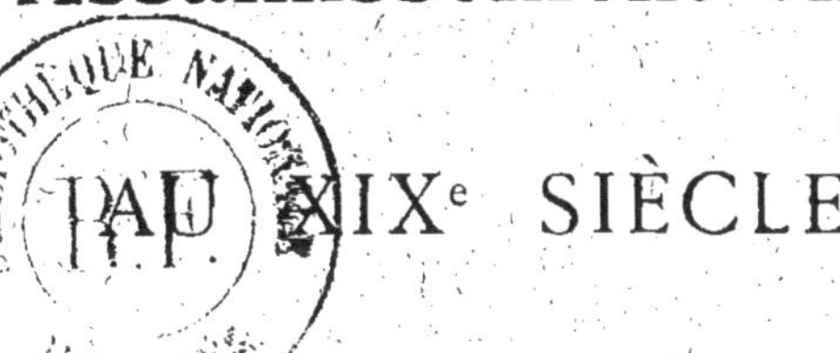

AU XIXe SIÈCLE

PAR

E. GAROT

PARIS
IMPRIMERIE H. BOUILLANT
28, rue Serpente
(HOTEL DES SOCIÉTÉS SAVANTES)

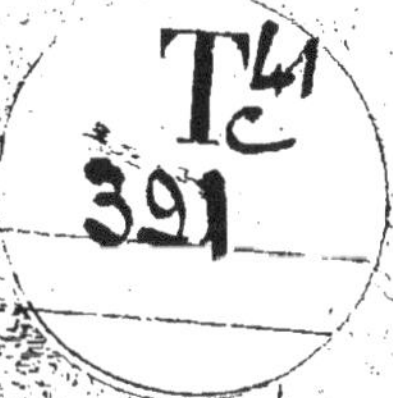

Les Grands Travaux

d'Assainissement en France

AU XIXe SIÈCLE

PAR

E. GAROT

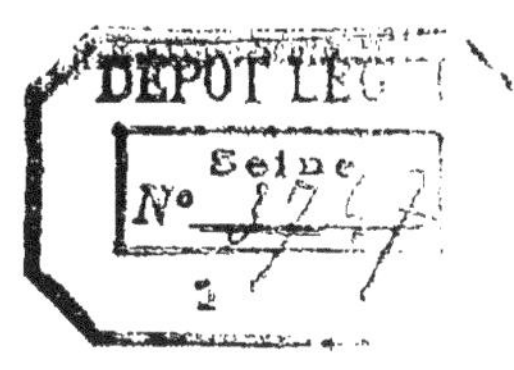

PARIS
IMPRIMERIE H. BOUILLANT
28, rue Serpente
(HOTEL DES SOCIÉTÉS SAVANTES)

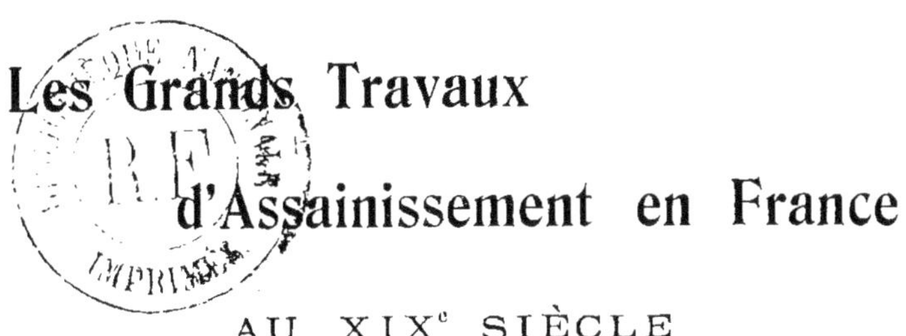

Les Grands Travaux d'Assainissement en France

AU XIXe SIÈCLE

La prospérité agricole d'un pays dépend en grande partie de son régime hydrographique. L'idéal serait que les eaux soient réparties de façon à assurer partout l'humidité et les arrosages nécessaires à la fertilité du sol. Malheureusement il n'en est pas ainsi, et tandis que certaines régions ont des eaux surabondantes et nuisibles, d'autres, au contraire, ont une irrigation tout à fait insuffisante.

Au cours du XIXe siècle, et principalement depuis 1850, des travaux considérables ont été exécutés en France à l'effet de remédier à ces fâcheuses situations et ont donné à l'agriculture d'importants territoires jadis stériles, en même temps qu'ils délivraient les populations de ces contrées de l'insalubrité qui les décimait. Parmi les travaux d'assainissement et de desséchement exécutés, les trois plus importantes entreprises concernent les Landes de Gascogne, la Sologne et la Dombes, et s'appliquent à une étendue totale de près de 1,500,000 hectares.

Landes de Gascogne.

Nous n'insisterons pas sur l'assainissement des Landes, qui eut pour effet de transformer 800,000 hectares de terrains incultes et marécageux en un pays fertile et prospère. Ces travaux considérables, complément indispensable de l'œuvre de Brémontier, ont déjà été longuement décrits (1).

Sologne.

Entourée de provinces qu'on peut citer parmi les plus riches de France, la Sologne présentait, jusqu'au milieu du XIXe siècle, un contraste frappant avec celles-ci, et l'on n'y rencontrait guère que des landes, des broussailles, des marais et des... vipères. Cette vaste région, comprise entre le grand coude de la Loire et le Cher, s'étend sur les trois départements du Loiret, de Loir-et-Cher et du Cher, dont elle représente environ le quart de la superficie totale (504,450 hectares répartis entre 129 communes).

Le sol, constitué, sur une profondeur atteignant parfois jusqu'à 60 mètres, par de l'argile siliceuse dénuée d'éléments calcaires, était imperméable et infertile. De nombreux étangs naturels couvraient environ 15,000 hectares; en outre, par suite de l'imperméabilité du sol et du mauvais état du lit des cours d'eau, les eaux de pluie s'amoncelaient dans les bas-fonds et y donnaient naissance à d'immenses marécages. Cette région était donc fort insalubre.

Le programme de la transformation comportait : l'abaissement du plan d'eau du sous-sol, le curage et le redressement des cours d'eau, l'aménagement d'un vaste réseau d'assainissement et l'ouverture de nombreux drains; puis la modification complète de la nature du sol par des amendements appropriés, marne ou chaux, qui le rendissent cultivable.

En 1849 un service spécial fut institué par l'État en vue de l'exécution de ce programme, et dix ans plus tard fut

(1) *Chambrelent et son œuvre.* Voir *Rev. Encycl.*, 1894, p. 35.

organisé le *Comité central de la Sologne* destiné à seconder l'État et à venir en aide aux initiatives privées en les dirigeant vers un but commun. Aujourd'hui la Sologne se trouve complètement transformée et quiconque parcourt cette région devenue très fertile ne peut se figurer ce qu'elle était il y a à peine cinquante ans. Les dépenses qu'a occasionnées cette transformation ont atteint un chiffre considérable, et l'État, pour sa seule part, y a consacré plus de 12 millions. Il en a été justement récompensé par l'augmentation du rendement des impôts, qui s'est accru de 50 pour 100 depuis 1849.

Les résultats obtenus ont d'ailleurs été des plus satisfaisants à tous égards. Les terrains ont acquis une valeur inespérée, et les terres les plus médiocres, les plus éloignées du chemin de fer, qui naguère valaient à peine 50 francs l'hectare, se vendent aujourd'hui couramment plus de 500 francs l'hectare. Les cultures les plus variées sont pratiquées avec succès, et plus de 25,000 hectares sont exploités en bois. Le tonnage des céréales expédiées est monté de 336 tonnes en 1853 à 16,700 en 1898, et pour l'ensemble des marchandises, le tonnage total transporté est passé dans la même période de 25,000 à 200.124 tonnes. D'autre part le nombre des voyageurs s'est élevé de 46,500 à 415,000 et les recettes de 468,000 à 1,950,000 francs.

Au point de vue démographique, la population de la Sologne a augmenté de 20 pour 100 de 1846 à 1898, alors que dans les contrées voisines l'accroissement n'était que de 10 pour 100. Enfin la mortalité, qui atteignait 28,3 par mille habitants, était descendue à 20,6 en 1869 et en 1898 n'était plus que 15,7 pour 1,000.

La Dombes.

Le plateau de la Dombes, situé dans le département de l'Ain, s'étend sur les arrondissements de Bourg et de Trévoux, entre les versants de la Saône et du Rhône, de l'extrême banlieue septentrionale de Lyon jusqu'aux abords de la ville de Bourg. Il présente une inclinaison, allant du sud-est au nord-ouest, qui serait largement suffisante pour assurer l'écoulement des eaux qu'il reçoit, lesquelles trouveraient d'ailleurs des émissaires naturels dans les nombreux cours d'eau qui sillonnent cette vaste région.

Le sol est constitué par une terre silico-argileuse composée d'argile mélangée à un sable très fin, ce qui rend le terrain imperméable et peu fertile. En 1845, cette contrée était couverte de plus de 1,600 étangs artificiels disséminés sur une étendue de 112,725 hectares et occupant, à eux seuls, une superficie de plus de 18,000 hectares, soit environ le sixième de la superficie totale. La création des premiers de ces étangs remonte aux XIIe et XIIIe siècles, mais la plupart datent seulement du commencement du XVIIe siècle. A la suite des nombreuses guerres qui avaient dépeuplé le pays, la main-d'œuvre faisant défaut, la mise en étangs était un moyen avantageux de tirer parti du sol, la proximité de grandes villes assurant, d'ailleurs, l'écoulement facile du poisson et de bons profits.

Ces étangs restaient en eau pendant deux ans (évolage) et étaient, durant ce temps, exploités au profit de ceux qui les avaient créés, puis pendant une année on les asséchait (assec) et le propriétaire du terrain les mettait en culture, le terrain se trouvant suffisamment amendé pour fournir une récolte. Mais pendant la durée de l'évolage, un tiers environ de la superficie inondée se trouvait découvert par le retrait des eaux au moment des chaleurs de l'été. De plus, le terrain cultivé pendant l'assec était formé principalement par des débris animaux et végétaux.

Les fièvres paludéennes sévissaient d'une façon constante, affaiblissant la race. Alors que pour la France entière la proportion des réformés variait de 15 à 16 pour 100, dans les cantons insalubres de la Dombes elle s'élevait à 60 pour 100. D'autre part la durée moyenne de la vie n'était, dans cette région, que de 23 ans, et même, dans certaines communes, de 18 ans, au lieu de 36 ans, chiffre fourni par l'ensemble du territoire français. Enfin, dans 21 communes, le chiffre des naissances était inférieur de 17 pour 100 à celui des décès.

Cette situation ne pouvait se prolonger, et dès la fin du XVIIIe siècle on songea à supprimer les étangs, mais des questions de propriété délicates à résoudre, des difficultés soulevées par les propriétaires bénéficiant de l'évolage, retardèrent assez longtemps cette opération. Enfin, en 1850, l'assainissement du plateau de la Dombes fut décidé, et un service spécial d'ingénieurs fut créé à cet effet.

Tout d'abord, afin de faciliter l'écoulement des eaux on s'occupa du curage des nombreux ruisseaux sillonnant la région, et de la réglementation de la retenue des moulins et des barrages d'irrigation qui, trop élevés jusqu'alors, transformaient en véritables marais les prairies riveraines. Il fut ainsi procédé au redressement, au curage ou à l'amélioration de plus de 350 kilomètres de cours d'eau. On ouvrit un important réseau de routes agricoles représentant une longueur de 363 kilomètres, destinées au transport des engrais, de la chaux et des matériaux de construction. De plus, en 1863 une ligne de chemin de fer, reliant Bourg à Lyon, était concédée à une compagnie locale subventionnée par l'État.

Le sacrifice que s'est imposé l'État pour réaliser cette vaste entreprise a dépassé 7 millions de francs, mais actuellement 10,462 hectares, soit près des deux tiers de la superficie totale des étangs, sont desséchés, et la situation de la Dombes est complètement transformée. De riantes prairies, des terres couvertes de cultures luxuriantes ont remplacé les anciens marais pestilentiels. Partout le terrain a plus que doublé de valeur ; là où le revenu des terres arables ne dépassait pas 8 à 10 francs par hectare en 1850, le fermage varie de 50 à 100 francs par hectare. Une modeste aisance a succédé à la misère d'autrefois.

Les cas de fièvre ont considérablement diminué et sont devenus sans gravité. La mortalité est tombée de 4,04 à 2,54 p. 100. La durée moyenne de la vie dépasse actuellement trente-cinq ans, et cela malgré l'émigration assez importante d'hommes valides qu'attirent les cités industrielles et commerçantes voisines, Lyon et Saint-Étienne, ainsi que les houillères de Saône-et-Loire, où l'ouvrier peut gagner de plus forts salaires. Enfin la densité de population par kilomètre carré a augmenté de 50 p. 100.

Il convient de rapprocher de ces vastes entreprises les travaux exécutés en vue de l'assainissement de la plaine du Forez (Loire) et qui intéressent une superficie totale de 62,000 hectares. De 1861 à 1898, 291 étangs, couvrant 1,247 hectares, soit environ la moitié des étangs malsains, ont été desséchés malgré la résistance de certains propriétaires. Actuellement la longueur totale des cours d'eau curés ou redressés et des fossés maîtraux d'assainissement construits dépasse 360 kilomètres, et 32,600 hectares se trouvent assainis. La dépense occasionnée par ces travaux s'élevait au 1er janvier 1898 à 1,150,000 francs. Le programme général, arrêté en 1857, est encore loin d'être réalisé, mais la partie exécutée a donné des résultats remarquables tant au point de vue agricole qu'au point de vue de l'assainissement proprement dit. D'importants syndicats se sont constitués pour l'achèvement de l'entreprise, et lorsque tout sera terminé, cette région deviendra certainement l'une des plus fertiles et des plus riches du centre de la France.

Enfin un grand nombre d'entreprises de moindre importance et présentant plutôt un intérêt local qu'un intérêt général ont été exécutées depuis cinquante ans, et partout les résultats obtenus ont été des plus satisfaisants. L'État procède actuellement en Corse à des travaux considérables pour l'assainissement de la côte orientale, qui est couverte d'importants étangs et de nombreux marais qui ont fait jusqu'à présent de cette partie de l'île un pays extrêmement insalubre où la fièvre paludéenne, la malaria, exerce ses ravages, semant partout la mort et la misère.

A côté de ces entreprises d'une importance exceptionnelle quant à l'immense étendue des terrains mis en valeur, de nombreux dessèchements de marais ont été exécutés.

Pour exécuter ces travaux, différents systèmes ont été appliqués ; mais, dans tous les cas, il faut procéder à des opérations préliminaires concernant l'étude détaillée et minutieuse du terrain, tant au point de vue du relief et de la nature du sol qu'au point de vue du régime hydraulique. Ce sont là des opérations souvent longues et compliquées qui influent sur les procédés à adopter.

Dessèchements par écoulement continu.

Les terres à dessécher doivent être entourées d'un canal de ceinture destiné à recueillir toutes les eaux affluentes, qu'elles proviennent des pluies, des ruisseaux ou des sources. Un réseau de rigoles ou canaux secondaires dirige l'eau du périmètre vers un émissaire qui les évacue à l'extérieur. Enfin des avaries pouvant se produire, des apports exceptionnels étant à redouter, il convient de prévoir des bassins régulateurs susceptibles de retenir les eaux.

C'est ce procédé qui fut appliqué pour le dessèchement des marais d'Arles, qui, commencé dès 1642, avait dû être abandonné jusqu'à ce que l'exécution du canal d'Arles à Bouc soit venue fournir un émissaire convenable. Les marais des Baux (Bouches-du-Rhône), de Bourgoin (Isère), le plateau de Champlives (Isère), l'étang insalubre du Flaquet (Aisne), ont été également desséchés par écoulement continu.

Dessèchements par écoulement discontinu.

Ce procédé est appliqué aux marais voisins des mers à marée ou des cours d'eau soumis à leur influence, et dont le niveau se trouve compris entre les hautes et basses mers. Les terrains à dessécher doivent, avant tout, être protégés contre la haute mer au moyen d'endiguements. Puis il faut construire, comme dans le cas précédent, un canal de ceinture, un canal émissaire et un réseau de rigoles de dessèchement et de canaux secondaires. L'émissaire doit être muni d'un ouvrage de sortie ouvert seulement pendant la basse mer. Parfois les digues existent naturellement, comme, par exemple, les bancs de galets des environs de Dieppe, les dunes de Gascogne, etc. D'autres fois, il faut construire des digues artificielles ; c'est le cas des *Waeteringues* du Nord et du Pas-de-Calais.

Les Waeteringues sont des pays conquis peu à peu sur la mer et séparés naturellement de celle-ci par une ligne de dunes qui se trouvent à 50 centimètres au-dessous du niveau des hautes mers et couvrent une superficie de 39,000 hectares dans le département du Nord, et de 42,000 hectares dans celui du Pas-de-Calais. Mais tant que la main des hommes n'est pas venue consolider les dunes, celles-ci se trouvaient emportées ou surmontées par les violentes tempêtes, et les terrains, envahis par les eaux salées, étaient transformés en des lacs immenses sous lesquels se trouvaient engloutis les cultures et même les villages. Il en résultait de terribles catastrophes dont l'histoire a, d'ailleurs, conservé le souvenir. Ce ne fut qu'en 1618, sous la domination espagnole, que des travaux furent entrepris pour consolider les dunes, mais, faute d'entretien, les ouvrages furent emportés, les terrains envahis, et en 1646 le pays disparut à nouveau sous

3 mètres d'eau. Des travaux de dessèchement et de défense effectués à différentes reprises furent anéantis successivement par les inondations en 1748, 1766, 1770, 1777 et 1793.

Afin de mettre fin à cet état de choses, un décret de 1806 donna aux Waeteringues une organisation mieux comprise en les partageant en quatre sections; et, depuis cette époque, grâce à des travaux bien conçus et soigneusement entretenus, aucun nouveau désastre ne s'est produit. Les digues qui renforcent aux points convenables le chapelet des dunes naturelles et lui permettent de résister aux assauts de la mer ont une longueur totale de 8,550 mètres. Les eaux reçues par le territoire waeteringué sont renvoyées à la mer par un réseau inextricable de rigoles ou watergands. L'évacuation se fait par les fossés des ports de Dunkerque, Gravelines et Calais, qui servent de réservoirs pendant la haute mer. Pendant l'été les watergands servent non plus de canaux de dessèchement, mais au contraire de rigoles d'irrigation amenant sur les terrains cultivés les eaux de la rivière d'Aa, laquelle, se trouvant à un niveau supérieur à celui des terres qu'elle traverse, a dû être endiguée sur tout son parcours. Dès lors les habitants peuvent en toute sécurité se livrer à la culture rémunératrice de la betterave et à l'élevage de la race bovine flamande.

Parmi les dessèchements par écoulement discontinu, il convient encore de citer ceux qui ont été exécutés dans la vallée de la Sèvre Niortaise. Cette rivière, entre Niort et la mer, traverse une vaste étendue de marais dont le sol est formé par les alluvions d'origine marine déposées dans l'ancien estuaire de la Sèvre à la suite des modifications successives du littoral. Depuis longtemps des travaux importants avaient été entrepris en vue de transformer cette région, et au commencement du XIXe siècle 30,000 hectares environ étaient desséchés et défendus contre l'action des marées et les débordements de la rivière par un réseau de digues en terre. Mais cependant les marais mouillés représentaient encore 15,000 hectares et étaient excessivement malsains. Cette région désolée présentait un aspect particulier. Ses habitants, misérables, vivaient dans de véritables huttes faites avec un peu d'argile, quelques branchages et des roseaux, d'où le nom de *huttiers* qui leur fut donné. Ces populations, malheureuses et décimées par les fièvres, ne se nourrissaient que des produits de la chasse ou de pêche, et élevaient péniblement un maigre bétail avec les herbes aquatiques des marais.

D'importants travaux exécutés depuis 1845 ont complètement transformé cette région et fait disparaître la misère et la maladie, en même temps que la population augmentait dans une forte proportion. On peut se faire une idée des résultats obtenus en comparant les maisons actuelles des marais assainis avec celles d'autrefois.

Desséchements par élévation mécanique des eaux.

Il arrive parfois que les terrains marécageux sont à un niveau inférieur à celui des cours d'eau voisins. On est alors obligé de recourir à des moyens mécaniques. Les machines employées à cet effet sont très diverses et varient selon les régions. Dans les pays plats, comme la Hollande et le nord de la France, on se sert parfois de moulins à vent, moteurs ayant l'avantage de n'entraîner qu'une faible dépense d'établissement. On peut aussi employer des moteurs hydrauliques (roues ou turbines), comme cela s'est fait parfois en Corse; mais ces procédés, si économiques qu'ils soient, sont assez rarement applicables, et, dans la plupart des cas, on se sert de moteurs à vapeur. Les machines élévatoires sont également variables, mais si quelquefois on emploie des roues élévatoires, des vis, des tympans ou des écopes, le plus souvent on donne la préférence aux pompes et principalement aux pompes centrifuges qui permettent plus aisément les variations de débit entre des limites parfois importantes.

Les travaux proprement dits comprennent la construction de digues de protection et de canaux d'écoulement destinés à recueillir, d'une part, les eaux provenant des terrains à dessécher et, d'autre part, celles que pourraient déverser les terrains environnants, à un niveau plus élevé.

Un certain nombre de dessèchements importants ont été exécutés de la sorte ; parmi ceux-ci nous citerons le dessèchement des Moëres et celui des marais de Fos. Les Moëres sont des pays bas situés, aux environs de Dunkerque, dans l'intérieur des terres et sans communication avec la mer, ce qui les distingue des Waeteringues, à l'est desquels elles sont situées. Ces terrains, qui représentent une superficie de près de 3,000 hectares, sont à un niveau compris entre 1 m. 30 et 1 m. 70 au-dessous des basses mers, et à 2 mètres ou 2 m. 50 au-dessous des terrains environnants. Le dessèchement de cette région, jadis couverte d'eaux stagnantes, a été exécuté de 1800 à 1807. Les machines d'épuisement primitives comprenaient six moulins à vent actionnant des vis et deux roues hydrauliques. Elles ont été remplacées par des machines à vapeur commandant des vis et des tympans. Les canaux de dessèchement ont une profondeur de 1 mètre en moyenne, et une largeur atteignant jusqu'à 6 et 7 mètres. Ils forment un réseau de lignes rectangulaires laissant entre elles des espaces de 120 mètres sur 210. La dépense annuelle est très minime et ne dépasse pas 8 à 9 francs par hectare.

Les marais de Fos, d'une étendue de 4,500 hectares, sont constitués par une longue bande de terrain de 2 à 3 kilomètres de largeur et 20 kilomètres de longueur, comprise entre le canal d'Arles à Bouc et la plaine de la Crau, vaste région déserte et inculte couvrant près de 40,000 hectares entre la chaîne des Alpes et l'étang de Berre. Au centre des marais se trouvent deux grandes dépressions formant les étangs du Mandre et du Galéjon, qui communiquent entre eux par une série de canaux dits des gazes. Ces étangs reçoivent les eaux des écoulages supérieurs et, en particulier, celles provenant des territoires d'Arles, de Tarascon et des Baux, et qui sont amenées par les canaux de la Vidange et du Vigueirat, construits ou mis en état vers le milieu du XVIIe siècle par l'ingénieur hollandais Van Ens, auquel on doit le desséchement de toute la région marécageuse qui s'étend sur près de 40,000 hectares aux environs d'Arles et de Tarascon. Les eaux réunies dans les étangs du Mandre et du Galéjon se déversent, par une brèche d'une quarantaine de mètres, dans le canal d'Arles à Bouc, qui les entraîne vers la mer.

Les marais ont été divisés en quatre bassins, chacun d'eux possédant son régime de desséchement et étant défendu contre l'envahissement des eaux extérieures par des digues de protection. Les travaux ont été concédés par une loi du 9 août 1881 à une compagnie dite Compagnie agricole de la Crau et des marais de Fos, qui, outre le desséchement des marais, a entrepris la mise en valeur de la Crau. La première partie de ce vaste programme, commencé en 1883, est actuellement presque terminée. L'assainissement a été obtenu par abaissement du plan d'eau, sauf pour l'étroite bande de terre comprise entre les canaux de la Vidange et du Vigueirat, qui n'était pas marécageuse. Aussi, dans cette partie, s'est-on borné à remblayer et à niveler le sol formé par les limons déposés par les crues de ces canaux.

Les machines élévatoires employées sont les suivantes :

Au bassin de Fos (570 hectares) deux pompes Gwyne de 1,000 à 1,200 litres à la seconde, et, à titre de secours éventuel, une pompe Farcot de 2,000 à 2,500 litres ; chaque pompe est actionnée par une machine à vapeur de 40 chevaux.

Au bassin de Galéjon (370 hectares), deux pompes

Gvynne de 1,200 à 1,500 litres commandées chacune par une machine de 60 chevaux.

Au bassin de Capeau (1,500 hectares), pour le service simultané de ce bassin et celui de l'Étourneau (1,050 hectares), deux pompes Farcot de 2,000 à 4,000 litres actionnées chacune par une machine de 80 chevaux. Toutes les pompes sont centrifuges.

L'assainissement du pays est aujourd'hui assuré, et dès avant le complet achèvement des travaux leur bienfaisante action était incontestable. La mise en valeur des terrains desséchés ne fait guère que commencer, mais les résultats obtenus sont très encourageants et permettent de fonder de sérieuses espérances pour l'avenir.

Il nous reste à signaler certains travaux intéressants exécutés dans les vallées de l'Isère et du Var, où le *colmatage* a permis d'utiliser les limons charriés par ces rivières pour produire l'exhaussement progressif de terrains et conquérir à la culture d'importantes étendues jusqu'alors improductives et marécageuses. Enfin, plusieurs milliers d'hectares ont encore été conquis sur la mer par endiguement et colmatage. Tels sont dans l'ouest de la France les *polders* de la baie du Mont-Saint-Michel et de la baie des Veys, sur la Manche, et ceux de la baie de Bourgneuf sur l'Océan.

Cette étude, malheureusement trop courte, permet néanmoins d'apprécier le rôle considérable joué par le service de l'hydraulique agricole au XIXe siècle. D'énormes richesses ont été créées, et près de 3 millions d'hectares envahis par des eaux nuisibles ont été assainis et rendus à la culture. C'est là une œuvre grandiose que ne fait qu'augmenter encore la modestie de ceux qui l'ont exécutée, et qui équivaut pour la France à l'acquisition d'une riche et vaste province. Ce résultat a été obtenu par une lutte acharnée et qui a duré plus d'un demi-siècle, lutte qui, étant donnée l'insalubrité des contrées où elle se livrait, présentait de grands dangers et a malheureusement fait des victimes. Mais tandis qu'une conquête aussi importante faite par les armes aurait mérité aux conquérants, fort justement d'ailleurs, la reconnaissance et l'admiration de leurs concitoyens, le même résultat obtenu pacifiquement est presque ignoré du public, et le service qui a su si bien diriger les opérations n'est connu que des spécialistes. C'était là une injustice flagrante qu'il convenait de réparer en rappelant l'œuvre accomplie.

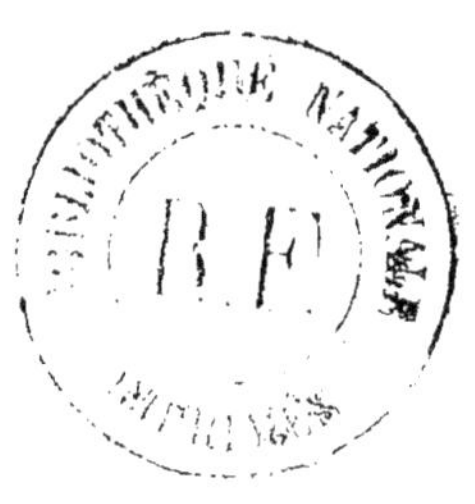

PARIS. — IMP. DE L'HOTEL DES SOCIÉTÉS SAVANTES, 28, RUE SERPENTE. — 15.244

www.ingramcontent.com/pod-product-compliance
Ingram Content Group UK Ltd.
Pitfield, Milton Keynes, MK11 3LW, UK
UKHW020230200726
13856UKWH00004B/1696